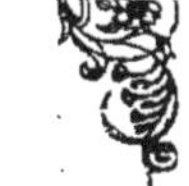

HYGIÈNE PUBLIQUE

DE

L'ÉCLAIRAGE AU GAZ

Comment il est nuisible à la santé publique.
Des Caractères de l'asphyxie chronique. — Nouveau Mode
d'Assainissement des Maisons particulières et des Établissements publics,
à l'aide des Appareils gazo-fumivores.
Ventilation des Hôpitaux civils et militaires, etc.

MÉMOIRE ADRESSÉ AU COMITÉ CONSULTATIF D'HYGIÈNE
ET AU CONSEIL DE SALUBRITÉ

PAR LE Dr TAVIGNOT

Professeur d'ophthalmologie au Dispensaire Saint-Côme,
Ex-Chirurgien interne des Hôpitaux de Paris, et Chef de clinique des maladies
des yeux, à l'hôpital de la Pitié,
Membre de la Société anatomique, de la Société médicale d'Emulation
et de la Société des Gens de lettres.

PARIS
CHEZ LECLÈRE, LIBRAIRE,
14, RUE DE L'ÉCOLE-DE-MÉDECINE.
1858

DE

L'ÉCLAIRAGE AU GAZ

Comment il est nuisible à la santé publique.
Des Caractères de l'asphyxie chronique. — Nouveau Mode
d'Assainissement des Maisons particulières et des Établissements publics,
à l'aide des Appareils gazo-fumivores.
Ventilation des Hôpitaux civils et militaires, etc.

MÉMOIRE ADRESSÉ AU COMITÉ CONSULTATIF D'HYGIÈNE
ET AU CONSEIL DE SALUBRITÉ

PAR LE Dr TAVIGNOT

**Professeur d'ophthalmologie au Dispensaire Saint-Côme,
Ex-Chirurgien interne des Hôpitaux de Paris, et Chef de clinique des maladies
des yeux, à l'hôpital de la Pitié,
Membre de la Société anatomique, de la Société médicale d'Emulation
et de la Société des Gens de lettres.**

PARIS
CHEZ LECLÈRE, LIBRAIRE,
14, RUE DE L'ÉCOLE-DE-MÉDECINE.
1858

DE L'ÉCLAIRAGE AU GAZ.

Comment il est nuisible à la santé publique ; des caractères de l'asphyxie chronique ; nouveau mode d'assainissement des habitations particulières et des établissements publics à l'aide des appareils gazo-fumivores ; ventilation des hôpitaux civils et militaires, etc.

§ I. — CONSIDÉRATIONS GÉNÉRALES.

L'éclairage au gaz n'a pas été sans soulever, dès son apparition, des objections sérieuses. Cependant, bien qu'elles existent encore aujourd'hui dans toute leur force, comme il y a vingt-cinq ans, son triomphe est assuré ; il est sorti vainqueur de la lutte, et désormais il règne en souverain sur l'un et sur l'autre hémisphère.

Nous n'avons pas à déduire ici les causes de ce grand succès ; elles sont patentes et sautent, pour ainsi dire, à tous les yeux. Notre siècle a trop de faiblesses pour tout ce qui lui semble *beau* pour prendre quelque souci de ce qui est ou n'est pas *bon*.

On voudra bien remarquer, en effet, que si l'éclairage par le gaz ne s'est pas généralisé encore davantage ; que s'il a trouvé à peu près closes, jusqu'à présent, les portes de nos habitations particulières; cet échec, il le doit à des raisons économiques bien plus qu'à des considérations hygiéniques.

Or, pour s'édifier, tout à fait, sur la valeur absolue de cette innovation, il suffit de méditer le jugement que vient de formuler sur elle un savant hygiéniste, que nous citons d'ailleurs textuellement :

« La combustion du gaz altère l'air à la manière des autres corps, mais plus considérablement qu'aucun d'eux. Ainsi, un bec de gaz consomme 28 litres de gaz par heure, absorbe 63 litres 1/3 d'oxygène, et produit 42 1/2 d'acide carbonique.

» Indépendamment de cette destruction de la partie respirable de l'air, de cette rapide production d'un *gaz délétère*, il se répand encore dans l'air :

» 1° De la vapeur d'eau qui résulte de sa combustion;

» 2° Des quantités variables d'acide sulfureux et de sulfite de carbone;

» 3° Une quantité énorme de charbon qui se sépare de l'hydrogène échappé à la combustion et va noircir la surface des lieux où l'on consomme le gaz.

» Qu'on joigne à ces produits l'élévation de température plus considérable qu'avec aucun autre mode d'éclairage que ce soit, et l'on aura une idée de la promptitude avec laquelle l'air est altéré.

» Le mode d'éclairage par le gaz deviendrait très promptement dangereux dans un lieu dont l'atmosphère ne serait point fréquemment renouvelée ; et une lumière au gaz dans une chambre close y ferait périr d'asphyxie, d'une manière tout aussi certaine, les personnes qui s'y trouvent, que le fait le gaz non enflammé. — Mais, lors même que l'asphyxie, les maux de tête et les étourdissements qui précèdent cet état n'ont pas lieu, les surfaces respiratoires n'en reçoivent pas moins une atteinte réelle, due aux gaz sulfureux, sulfite de carbone, acide sulfhydrique qui échappent à la combustion, et même due au charbon, que nous avons vu plus haut pénétrer avec l'air dans la poitrine.

» *Le gaz est donc un mauvais mode d'éclairage dans les maisons particulières;* il ne convient qu'en plein air, mais là il jouit d'une supériorité marquée, car la lumière en est éclatante et magnifique, et les produits délétères qu'en répand la combustion sont rapidement dispersés. » (*Voyez Santé universelle*, **1858**, *p.* **131**.)

Ainsi, une ville qui a cent mille becs de gaz seulement, distribue à ses habitants 4,250,000 litres d'acide carbonique par heure; en admettant un éclairage de six heures, c'est 25,500,000 litres de gaz non respirable mis successivement au service de leurs poumons.

Voici des faits bien nets et bien précis, et, en déduisant toutes les conséquences qui en découlent, croit-on franchement qu'ils aient bien tort de préférer l'air pur de leurs bois séculaires à l'air machiavélique de nos cités modernes, ces grands et beaux sauvages qui, restés réfractaires à toutes tentatives de civilisation, peuplent encore actuellement les vastes forêts-vierges du Brésil et du Pérou?

Certes, dans nos villes, peuplées à l'excès, les causes de dégradation vitale et d'abêtissement moral de notre espèce sont essentiellement multiples : il en est de primitives, il en est de secondaires; et de leur association commune résulte une puissance d'action que personne ne saurait mettre en doute. Qu'il me suffise, pour le moment, d'appeler l'attention sur l'une d'entre elles, sur celle qui, selon moi, joue le principal rôle dans cette moderne hécatombe de victimes humaines.

L'asphyxie aiguë par l'acide carbonique est depuis longtemps connue de tout le monde, dans ses différentes phases; assez de malheureux ont pris soin, en outre, de nous laisser le compte-rendu de leurs dernières souffrances; mais, ce qui est à peine soupçonné, c'est l'asphyxie chronique par le même gaz, asphyxie dont les exemples pullulent sous nos yeux, sans que l'esprit public y ait pris garde, sans que la science elle-même s'en soit émue !

Aussi, faut-il reconnaître que les deux cas ne sont pas semblables : dans l'asphyxie aiguë, on meurt en quelques heures, tandis qu'on ne succombe qu'après plusieurs années sons l'influence de l'asphyxie chronique. Et puis, peut-on dire encore, l'acide carbonique n'est pas toxique, il ne tue pas par lui-même, son rôle se borne à empêcher de vivre.

Dans l'asphyxie aiguë, la vie n'est tout d'abord que ralentie, le corps est, pour ainsi dire, chloroformé; ce n'est qu'à un instant donné et lorsque l'air, presque entièrement dépouillé de son oxygène, ne donne plus naissance, par sa combinaison avec le charbon, qu'à de l'oxyde de carbone, — gaz réellement toxique, — que la mort définitive survient.

L'anesthésie chloroformique n'est peut-être elle-même que le résultat d'un dégagement très rapide d'acide carbonique; dans cette doctrine, les cas de mort rapide s'expliqueraient en admettant que le carbone du chloroforme, n'ayant pas trouvé dans le sang une quantité suffisante d'oxygène pour former de l'acide carbonique, a donné naissance à de l'oxyde de carbone, lequel tue le patient au lieu de l'endormir.

§ II. DES CARACTÈRES DE L'ASPHYXIE CHRONIQUE.

Il y a, pour moi, trois classes bien distinctes d'empoisonnements ou, si l'on aime mieux, d'intoxications :

1° L'intoxication qui résulte de l'introduction dans l'organisme d'une substance dont l'action est incompatible avec l'exercice normal de ses fonctions : c'est l'empoisonnement ordinaire proprement dit ;

2° L'intoxication qui résulte de la rétention dans l'économie de certains principes qui, ne pouvant être éliminés normalement et par leurs voies électives, tendent à l'être par des organes supplémentaires; lesquels, dans cet effort suprême, sont le siége d'une sorte d'effraction, comme cela a lieu dans le coryza, la pneumonie, le rhumatisme, etc.;

3° L'intoxication qui résulte de la non réduction, dans le poumon, en principes assimilables, de plusieurs éléments du sang qui, devenus dès lors étrangers à l'économie, lui sont doublement nuisibles, et par la non réparation moléculaire des tissus qu'ils devaient opérer, et par les efforts souvent morbides que leur sortie nécessite de la part de certains appareils éliminateurs.

On pourra trouver des exemples de cette troisième classe d'intoxication dans le diabétès, l'albuminopathie et l'asphyxie chronique.

Quoi qu'il en soit, dans l'asphyxie chronique qui nous occupe maintenant, les effets produits sur l'organisme sont, de toute évidence, moins accentués que dans l'asphyxie aiguë; il finit même par s'établir une sorte de tolérance pour l'acide carbonique, si je puis me servir de cette expression, et l'économie s'accoutume à fonctionner d'une autre manière; reste à savoir si cette manière est bonne, et si l'habitude, cette seconde nature, vaut mieux que la première.

Il suffit, pour se convaincre du contraire, de voir ce qui se passe, tous les jours, sous nos yeux. L'asphyxie chronique se rencontre, à chaque pas, dans nos grandes villes : l'artisan aviné s'asphyxie gaîment dans d'infectes tabagies; le bourgeois hébété s'asphyxie gravement dans les cafés et les casinos, le gentilhomme dégénéré s'asphyxie sottement, un peu partout, dans les cercles, les soirées, les spectacles.

Tous ces hommes ont bien conscience, dans une certaine mesure, du mal qu'ils se font à eux-mêmes, et ils persévèrent... Mais, aussi, notre civilisation est déjà si ancienne !

Qui de nous n'a pas pénétré, au moins une fois dans sa vie, dans un de ces grands établissements publics de Paris, où la lumière du gaz rivalise presque avec celle du soleil, et qui n'a pas éprouvé, surtout immédiatement après le dîner, un sentiment de gêne plus ou moins prononcé dans la respiration, de l'anxiété précordiale, une lourdeur de la tête, un état vultueux de la face, une sueur générale, etc. ?

Qui de nous n'a pas dîné, un plus ou moins grand nombre de fois, à la lumière du gaz, et n'a pas fait la différence qui existe, dans ces conditions, avec l'appétit et le bien être qu'on accuse fort bien au milieu d'un dîner en plein air et à la campagne ?

Dans l'un comme dans l'autre cas, l'inspiration d'une plus ou moins grande quantité d'acide carbonique mêlé à l'air ambiant est venue troubler et ralentir l'acte complémentaire le plus important de la digestion, lequel consiste, comme on sait, dans la transformation des produits de la digestion en principes nouveaux.

Or, cette transformation chimico-vitale a pour point de départ le parenchyme pulmonaire lui-même, et elle a lieu sous l'action directe de l'oxygène de l'air. Il faut, par conséquent, donner aux poumons de l'oxygène et non pas de l'acide carbonique.

Mais ce ne sont là, qu'on me permette le mot, que des accès d'asphyxie chronique ; tant qu'ils ne sont que passagers et accidentels, la santé générale n'en éprouve aucune atteinte sérieuse, et l'organisme continue régulièrement ses fonctions normales, nonobstant ces difficultés.

Il n'en est plus ainsi lorsqu'on se trouve condamné, par sa profession, à respirer, depuis le matin jusqu'au soir, non seulement l'air qui a servi à la respiration d'un plus ou moins grand nombre de personnes, mais encore l'air plus ou moins vicié par la combustion du carbure d'hydrogène. C'est dans ces conditions que l'asphyxie chronique se révèle avec ses véritables caractères.

« Voulez-vous savoir, selon Chamfort, à quel point chaque état corrompt les hommes ? examinez ce qu'ils sont quand ils en ont éprouvé plus longtemps l'influence, c'est-à-dire dans la vieillesse. Voyez ce qu'est un vieux courtisan, un vieux prêtre, un vieux juge, un vieux procureur, un vieux chirurgien, etc. »

Ce que l'écrivain du XVIIIe siècle disait de l'influence des causes de l'ordre moral sur le moral de l'homme est encore plus vrai dès qu'il s'agit de l'influence qu'exercent des causes physiques sur le physique.

Voyez cet homme jeune et fort ; il part, à dix-huit ans, de son village ou de sa petite ville : sa figure est épanouie, son geste simple, sa voix naturelle. Il est le fruit de son terroir et le produit de sa propre race ; à ce double titre, son individualité est des mieux accentuées.

Eh bien ! examinez, après dix ans d'entraînement par l'acide carbonique, ce même sujet.

Son type particulier s'est fondu en un type pour ainsi dire uniforme, et il va nous présenter les signes caractéristiques de l'asphyxie chronique : Teint pâle, gestes anguleux, voix brève, etc.

C'est que, en dix années, une transformation complète s'est opérée dans la constitution de ce néo-citadin ; c'est qu'après avoir respiré, pendant si longtemps, de l'acide carbonique à la place de son air natal, cet homme attaché à des cercles, à des restaurants, à des cafés, est devenu véritablement méconnaissable ; il offre réunis les principaux caractères de la chloro-anémie ; l'abaissement de sa vitalité est des plus manifestes.

Cependant, si l'on examine les choses de plus près, il est facile de constater que les gens de sa profession sont, presque toujours, mieux nourris qu'ils ne l'étaient dans leur famille ; ils prennent beaucoup d'exercice, et, en général, ils sont rémunérés assez largement de leurs travaux. Et, pourtant, vous en trouverez très peu qui soient satisfaits de leur profession ; un reste d'instinct leur fait comprendre, à leur insu, que l'homme n'est pas né pour vivre là où ils s'efforcent de vivre, et que les lois fondamentales de la nature sont violées au détriment de leur santé.

On rencontre, du reste, peu d'hommes de quarante ans dans les établissements publics dont je viens de parler ; en général, après avoir exercé pendant douze ou quinze ans leur profession insalubre au premier chef, ces tristes esclaves de la civilisation sont déjà relégués comme des machines détraquées et par conséquent impropres au service.

Ce que je viens de dire d'une classe d'individus que tout le monde connaît, s'applique aussi bien à ces commis-gentlemen de nos grands magasins, comme à ces ladies-hystériques de nos maisons de nouveautés. En quelques années, cette belle jeunesse au teint frais et rosé, à la constitution vigoureuse, s'est rapidement étiolée au sein de l'acide carbonique; et, comme conséquence forcée de sa dégradation physique, son moral s'est profondément vicié : elle est devenue lubrique, frondeuse et sceptique.

Mais, grâce au progrès, on ne s'asphyxie pas seulement dans les établissements publics, on s'asphyxie presque aussi bien dans son propre escalier, éclairé au gaz, et dans les rues de nos grandes villes.

Comme certaines grottes des pays volcaniques, Paris sue l'acide carbonique par tous ses pores; et, tandis que la petite caverne des environs de Pouzzole ne tue que les chiens, la grande et belle caverne, que l'on nomme la capitale du monde civilisé, empêche parfaitement les hommes de vivre.

Comment pourrait-il en être autrement? Nos rues sont éclairées au gaz; presque toutes nos boutiques, avec leurs dépendances, sont également ses tributaires. Il y a des premiers qui ne brillent qu'à sa vive clarté. Voilà, sans compter les autres, bien des flots d'acide carbonique qui, joints à ceux qui sont produits par la respiration générale, doivent profondément adultérer l'air qui nous environne.

Encore, si l'acide carbonique était plus léger que l'atmosphère ambiante, il serait bientôt éliminé en vertu même de cette légèreté relative; mais il n'en est pas ainsi, car si l'acide carbonique est moins pesant que l'air à l'instant où il s'échappe d'un bec de gaz, comme il l'est également lorsqu'il se dégage de la muqueuse pulmonaire, il ne tarde guère, en perdant son calorique d'emprunt, à reprendre sa pesanteur spécifique normale. Or, en vertu de cette même pesanteur spécifique, il tend à se répandre dans les endroits les plus déclives. C'est lui qui envahit nos rues, nos quais et nos boulevarts, et qui, lorsque le temps est calme, règne en maître depuis le soir jusqu'au matin.

Avant de mettre en doute ce que je viens d'avancer à l'instant, il faudrait nier d'abord ce qu'il y a de plus simple dans nos connaissances élémentaires.

Si l'on veut maintenant être tout à fait édifié sur l'influence délétère qu'exerce sur l'organisme le gaz acide carbonique qui inonde la capitale, que l'on médite ce qui suit :

Les gardes de Paris, dit le Dr Champouillon, le savant professeur d'hygiène à l'école du Val-de-Grâce, sont des hommes forts et vigoureux, des hommes d'élite, en un mot, choisis dans toute l'armée; or, de toute l'armée, ce corps est celui qui fournit la plus grande mortalité; ces braves militaires, presque tous anciens sous-officiers, succombent le plus ordinairement, à des affections chroniques de la poitrine. Comment en serait-il autrement, lorsque, pendant nos longues soirées d'hiver et pendant la nuit, ils sont soumis, à tour de service, à l'inspiration d'un air profondément vicié d'une part par l'oxygène qu'il a perdu, et d'autre part par l'acide carbonique qu'il a reçu en si grande quantité? Admettez un calme plat de l'atmosphère, et jugez combien on doit respirer mal dans ces conditions.

Évidemment, c'est à l'air altéré, bien plutôt qu'à un refroidissement accidentel, que sont dus les accidents pulmonaires dont nous venons de parler, car ces hommes sont bien vêtus, et ils ne sont guère exposés à passer brusquement du chaud au froid; leur position est meilleure que celle de nos douaniers qui veillent pendant des nuits entières et couchent souvent sur la terre. Et cependant, nos douaniers vivent vieux, très vieux même, et il n'en est pas de même de nos sergents de ville : c'est que les uns sont gorgés d'air pur, d'air naturel, tandis que les autres respirent un composé anormal avec lequel l'économie ne peut fonctionner indéfiniment.

Il résulte, comme conséquence pratique de ce qui précède, qu'il est très malsain de coucher au rez-de-chaussée, et même au premier étage, dans les rues très éclairées au gaz et peu exposées aux courants d'air. Par conséquent, nos passages les plus beaux et les plus brillants, doivent être considérés, relativement à ceux qui les habitent, comme de véritables serres-chaudes, très propres à la germination et au développement rapide d'un grand nombre de maladies dues à l'asphyxie chronique. Ce que la théorie indiquait suffisamment n'est, par malheur, que trop vérifié tous les jours. Qu'on recherche, à ce sujet, la vérité, et l'on aura bientôt constaté ses déplorables manifestations.

A Paris, on le sait, la race s'éteint bien vite ; le Parisien pur sang n'existe pas, car il ne saurait avoir d'aïeux, et il ne doit pas compter sur des descendants. — A la troisième génération, il y a extinction à peu près complète de la famille, et les quelques membres qui échappent à cette loi fatale........... sont tous fort laids.

Telles sont les conséquences plus ou moins éloignées de l'asphyxie chronique.

§ III. NOUVEAU SYSTÈME DE VENTILATION. — SA MANIÈRE DE FONCTIONNER.

Ce système a pour but, de résoudre un double problème :

Celui de donner une issue immédiate aux produits de la combustion du gaz de l'éclairage;

Celui d'utiliser le courant établi par cette voie de dégagement, pour entraîner d'une manière incessante et très rapide les substances étrangères qui vicient plus ou moins l'air ambiant.

Trois pièces principales, diversement disposées selon les dispositions locales, constituent tout notre appareil ventilateur : ce sont une clochette d'aspiration, un tube conducteur et une clef.

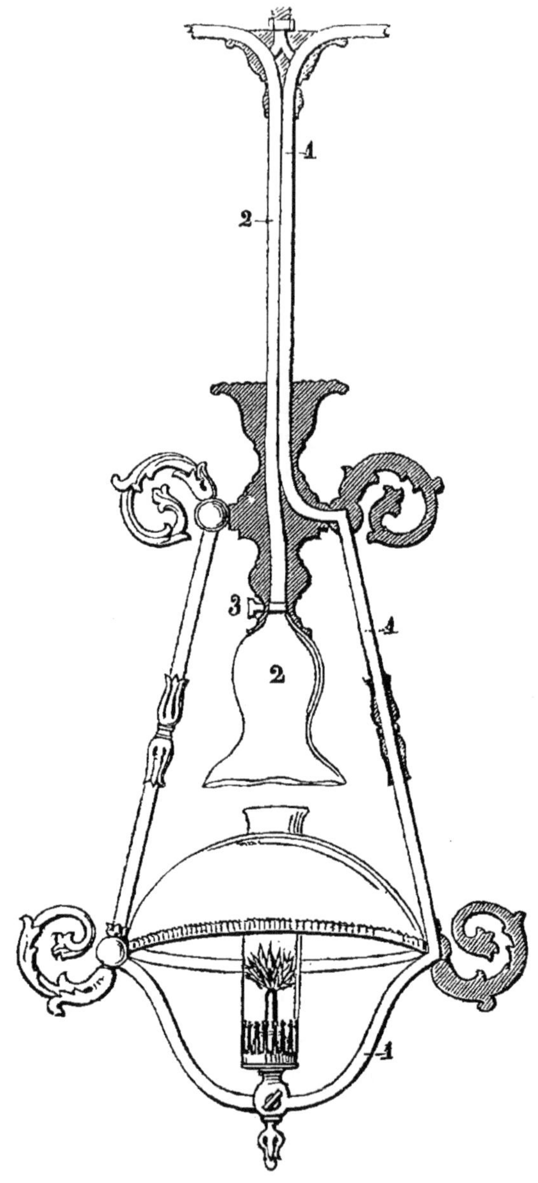

FIG. 1re. 1—1—1. Tube conducteur du gaz. — 2—2. Clochette d'aspiration avec son tube conducteur des produits de la combustion. — 3. Clef pour fermer, à volonté, le tube conducteur.

1° *La clochette d'aspiration* peut présenter des formes variées, tout en remplissant, néanmoins, certaines conditions physiques indispensables; on peut la fabriquer avec différentes substances; celle de verre ou de cristal émaillé me paraît, jusqu'à présent, mériter notre choix.

Quoi qu'il en soit, la clochette d'aspiration que l'on place au-dessus, *et non loin du bec de gaz qu'il s'agit d'assainir*, doit avoir son orifice inférieur plus ou moins large ou plus ou moins rétréci, selon les dimensions variables de la flamme du bec de gaz.

En effet, c'est cette même flamme qui, devenue une sorte d'agent moteur, projette d'une manière incessante, dans la capacité de la clochette, les produits de la combustion, s'oppose en même temps à toute action rétrofuge, et les oblige, en augmentant de plus en plus leur tension élastique, à s'engager, à travers l'orifice supérieur de la clochette, dans le tube conducteur et éliminateur.

Le tirage sera, d'ailleurs, d'autant plus efficace, que les conditions que nous venons de faire connaître auront été remplies avec plus de précision et d'intelligence.

2° Le tube conducteur se divise en deux parties distinctes : *l'une verticale*, fixée à l'orifice supérieur de la clochette; *l'autre horizontale*, incrustée, en quelque sorte, dans le plafond ; les produits de la combustion parcourent successivement ces deux tuyaux.

La portion horizontale du tube conducteur effectue un trajet différent selon la disposition des localités : chaque conduit particulier aboutissant isolément à l'extérieur ou se déversant dans un tube collecteur qui se rend, en dernière analyse, soit à l'air libre, soit dans l'intérieur de la cheminée voisine.

3° *Une sorte de clef* ou de soupape, analogue à celle qui

sert à fermer les becs de gaz, sert également à fermer, au besoin, notre appareil de ventilation, de même, qu'elle peut être utilisée pour affaiblir le tirage. Une seule clef peut, à la rigueur, suffire aux différentes pièces de l'appareil, lorsque celle-ci est adaptée au tube collecteur dont nous avons parlé, de même que chaque pièce particulière peut être pourvue d'une clef spéciale.

Notre clochette d'aspiration a, d'ailleurs, une autre espèce d'utilité dont on ne saurait méconnaître l'importance : en s'emparant du gaz qui s'échappe d'un bec mal fermé pour l'éliminer au dehors, elle prévient les accidents plus ou moins graves qui arrivent, tous les jours, par cette cause.

Les appareils gazo-fumivores ont encore un avantage qui n'est pas à dédaigner : ils réalisent, d'une manière très certaine, une économie de 20 à 25 0/0 sur les appareils anciens, tout en donnant une flamme plus blanche, plus pure et plus vive. — Voici comme cela a lieu :

En traversant leur tube éliminateur, les produits de la combustion échauffent d'abord ce tube, puis le tube conducteur du gaz qui fait corps avec lui ; or, la colonne de gaz chauffée ainsi dans une assez grande étendue se dilate forcément ; et c'est ce gaz raréfié par l'éloignement de ses molécules qui, brûlant d'une manière complète et sans perte, par conséquent, de carbone, donne lieu à l'économie de combustible dont nous venons de parler.

Les appareils nouveaux que nous venons de faire connaître ayant un double but : *celui d'éclairer sainement* et *celui de ventiler sûrement*, on aura soin, — quand il s'agit de ventiler plutôt que d'éclairer, — de remplacer par des verres fortement teintés les verres blancs qui protègent, ordinairement, la flamme du bec de gaz.

§ IV. — APPLICATIONS DIVERSES DES NOUVEAUX APPAREILS D'ÉCLAIRAGE.

Certes, l'idée ne nous est jamais venue de faire mettre le gaz à la réforme. On est habitué, pour ainsi dire, à ses dangers ; ses inconvénients sont passés véritablement dans nos mœurs, et ce serait connaître bien peu l'homme en général, et l'habitant des villes en particulier, que de se flatter du fol espoir de lui faire rejeter une chose par l'unique raison qu'elle est mauvaise. Mais, en lui rendant cette chose meilleure, peut-être, ne la trouvera-t-il pas moins bonne.

Grâce à nos appareils gazo-fumivores, dont le mécanisme est si simple et si rationnel, on éclaire et on ventile, tout à la fois, les différentes parties de nos appartements : notre chambre à coucher, notre salle à manger, nos salons, etc. ; on éclaire et on ventile, simultanément, nos théâtres, nos cercles, nos casino, nos restaurants, nos cafés, etc. Toutes ces applications diverses découlent du même principe, et il n'est pas nécessaire d'insister plus longtemps pour en faire ressortir les avantages.

Je vais, toutefois, m'efforcer de démontrer l'utilité du nouveau système de ventilation destiné à l'assainissement des grandes salles de nos hôpitaux ; ce que je dirai de ceux-ci s'appliquera, d'ailleurs, aux dortoirs de nos colléges, aux salles d'infirmerie, en général ; aux chambrées de nos casernes, partout, en un mot, où un plus ou moins grand nombre d'hommes respirent, en commun, un air détestable.

Tous les médecins sont d'accord pour reconnaître l'influence toujours fâcheuse qu'exerce sur la marche et la terminaison des maladies la présence d'un plus ou moins grand nombre de personnes dans une même salle d'hôpital.

Il semble, alors, qu'une sorte de solidarité fonctionnelle s'établisse entre chacun des organismes que la hasard met en rapport ; solidarité à laquelle tout le monde participe, bien que d'une manière fort inégale.

C'est l'air, commun à tous, qui forme et entretient cette espèce de communauté improvisée.

C'est l'air, également falsifié pour tous par l'oxygène qu'il perd et par l'acide carbonique qu'il reçoit dans l'acte collectif de la respiration, qui se charge de promener de lit en lit et, pour ainsi dire, de poumons en poumons, ces émanations animales toujours nuisibles et ces miasmes souvent contagieux dans certaines circonstances.

On le reconnaîtra volontiers avec nous, pour remédier à un pareil danger qui se traduit toujours par une augmentation de mortalité, la science a été à peu près impuissante, jusqu'à présent, car aucun système efficace de ventilation n'est venu combler une lacune importante.

Pendant la nuit surtout, le manque d'aération devient des plus manifestes. Celui qui a pénétré, une seule fois, dans une salle d'hôpital, le matin, et avant que l'atmosphère, profondément altérée, n'ait été renouvelée par l'ouverture des croisées et des portes, sait assez à quoi s'en tenir sur les qualités de ce mélange nauséabond dans lequel il entre de tout, excepté de l'air respirable.

Et, pourtant, c'est avec ce composé anti-vital que nos malades ont dû accomplir, pendant 8 ou 10 heures, l'une des fonctions les plus importantes de l'économie : l'acte de l'hématose.

Pour résoudre le problème d'une bonne ventilation dans nos hôpitaux, ne suffirait-il pas, cependant, d'utiliser, tout à la fois, le gaz pour l'éclairage des salles et pour leur aération, et cela en faisant usage de nos appareils gazo-fumivores ou éliminateurs des produits de la combustion.

Placés, en effet, à trois ou quatre mètres environ les uns des autres, et à peu près à égale distance du plafond et du parquet, ces foyers incandescents *deviennent autant de cheminées d'appel* qui donnent continuellement issue à des courants d'air vicié. Et, pendant que ces courants qui servent à la combustion du carbure d'hydrogène sont éliminés au dehors, un air nouveau et pur arrive de toutes parts pour les remplacer.

L'ÉTÉ, on laissera pénétrer, spontanément, l'air extérieur par les jointures des portes et des fenêtres, à moins que l'on ne préfère un ventilateur spécial ;

L'HIVER, on aura soin, pour atteindre le même but, tout en chauffant les salles, d'utiliser les calorifères à air chaud.

Ainsi qu'on pourra le remarquer, chaque bec de gaz suspendu dans une salle d'hôpital devient, grâce à notre nouveau système, qui change du tout au tout sa manière d'être:

1° Un mode excellent et très économique d'éclairage ;

2° Un système irréprochable de ventilation ;

3° Une méthode prophylactique des plus efficaces contre la contagion, à distance, des maladies épidémiques.

En effet, l'air qui a servi à notre respiration et qui se trouve, par cela même, composé, en grande partie, d'acide carbonique et de vapeur d'eau, de même que l'air qui est resté en contact avec notre corps pendant un temps suffisant pour servir de véhicule, soit aux émanations organiques, soit aux miasmes toxiques dont nous avons déjà parlé, se trouve être, comme on sait, plus ou moins dilaté par le calorique qu'il a emprunté aux parties environnantes ; par cela même, il tend à s'élever de plus en plus, dans l'espace, jusqu'à ce qu'il ait repris, par le refroidissement, sa densité normale. Alors, il tend, de plus en plus, à descendre pour faire place aux couches gazeuses nouvelles qui s'élèvent d'une manière continue.

Or, pour s'emparer le plus sûrement possible de cet air vicié qui s'élève et de cet air vicié qui retombe, ne fallait-il pas installer un système efficace d'élimination là précisément où la raison l'eût placé d'elle-même, c'est-à-dire au milieu de la salle qu'il s'agit d'aérer?

Mais, dira-t-on, votre nouveau système de ventilation n'est applicable que pendant la nuit; que fera-t-on pendant le jour?

Notons-le d'abord; c'est surtout pendant la nuit que le besoin d'aération se fait le plus vivement sentir, vu l'impossibilité où l'on est de laisser pénétrer dans une salle de malades l'air vif, froid et souvent humide du dehors.

En outre, pendant le jour et en l'absence de tout agent combustible, notre clochette d'aspiration se trouve par sa forme et par sa position on ne peut mieux disposée pour livrer issue à l'air ambiant dilaté et vicié tout à la fois.

Enfin, rien n'empêche, si le besoin s'en fait sentir accidentellement, comme cela peut arriver en temps d'épidémie, d'allumer, au tiers, chaque bec de gaz, même pendant le jour, afin d'obtenir un tirage plus actif et par suite une ventilation plus efficace.

En définitive donc, l'action de notre appareil est des

plus simples : un corps en ignition est plongé dans une atmosphère donnée ; pour les besoins de sa combustion, ce corps s'empare successivement et très rapidement de l'oxygène de l'air pour former des composés qui sont rejetés au dehors pendant que l'air nouveau, plus froid, plus lourd, séjourne naturellement vers les parties déclives et sert à la respiration.

C'est par conséquent dans la destruction incessante de l'air adultéré et dans son remplacement par de l'air naturel que gît, tout entière, la simplicité de notre système ; mais, pour atteindre ce but, il faut éliminer sur place les produits de la combustion, autrement, ces produits versés incessamment, dans l'atmosphère ambiante, ajoutent encore, et par surcroît, aux mauvaises qualités de l'air.

On conçoit facilement qu'en choisissant le carbure d'hydrogène au lieu des lampes ordinaires, pour faire fonctionner notre appareil de ventilation, nous n'avons eu qu'un but : celui d'obtenir à volonté un tirage plus ou moins rapide, selon les besoins plus ou moins urgents d'aération.

J'aime à croire que l'on voudra bien m'éviter la peine de démontrer les avantages que présente mon nouveau système de ventilation, considéré d'une manière générale, sur les petits procédés connus jusqu'à présent.

En effet, le moyen, quel qu'il soit, qui consiste à établir une communication entre la pièce éclairée au gaz et l'air libre, est bien inférieur au nôtre, qui prévient l'excès de chaleur et la viciation de l'air, au lieu d'y remédier plus ou moins bien quand leurs effets deviennent tout à fait insupportables.

Et puis, ces modes de ventilation n'exposent-ils donc à aucun danger ? et n'est-il pas assez commun de voir survenir au contact d'un air froid et humide, qui agit sur le corps en sueur : chez l'un, un rhumatisme ; chez l'autre, une bronchite ou une pneumonie, selon les aptitudes individuelles? celui qui en est quitte pour un coryza doit s'estimer très heureux.

Vous avez assaini nos habitations particulières et nos établissements publics; d'accord ; mais, objecteront quelques critiques, la ville tout entière est infectée de votre acide carbonique, de votre charbon, de votre sulfite de carbone, etc., et cet air vicié va nous saisir au passage dans la rue ; et puis, on a jeté tout cela par la fenêtre, tout cela ne va-t-il pas rentrer par la porte?

A cette allégation, qui n'a, d'ailleurs, qu'une valeur relative, je réponds que je les aime encore mieux dehors que dedans; car, dans la rue, ces produits nuisibles sont mêlés à une plus grande masse d'air pur, et leurs effets sont affaiblis d'autant. Là, ils peuvent être déplacés et enlevés, à chaque instant, et remplacés par un courant d'air plus respirable.

Maintenant, il n'y a plus qu'un pas à faire pour assainir nos grandes cités en même temps que les établissements qu'elles renferment. Le pouvoir seul pourrait réaliser ce dernier progrès et il le réalisera, assurément, si ses conseillers éclairés lui en font comprendre l'utilité : il consiste, tout simplement, à imposer à chaque propriétaire, dont la maison est éclairée au gaz, l'établissement d'un tube collecteur des produits de la combustion du carbure d'hydrogène. Ce tube logé dans le coffre d'une cheminée ordinaire, par exemple, — ce qui le rend applicable à toutes les constructions anciennes, — irait verser au-dessus des toits, en pleine atmosphère, par conséquent, le gaz non respirable apporté par nos appareils gazo-fumivores.

Aussi éloigné que possible des poumons humains, l'acide carbonique se trouve, dès lors, placé dans les meilleures conditions pour être entraîné par le vent vers nos campagnes, et concourir utilement *à la respiration des végétaux*.

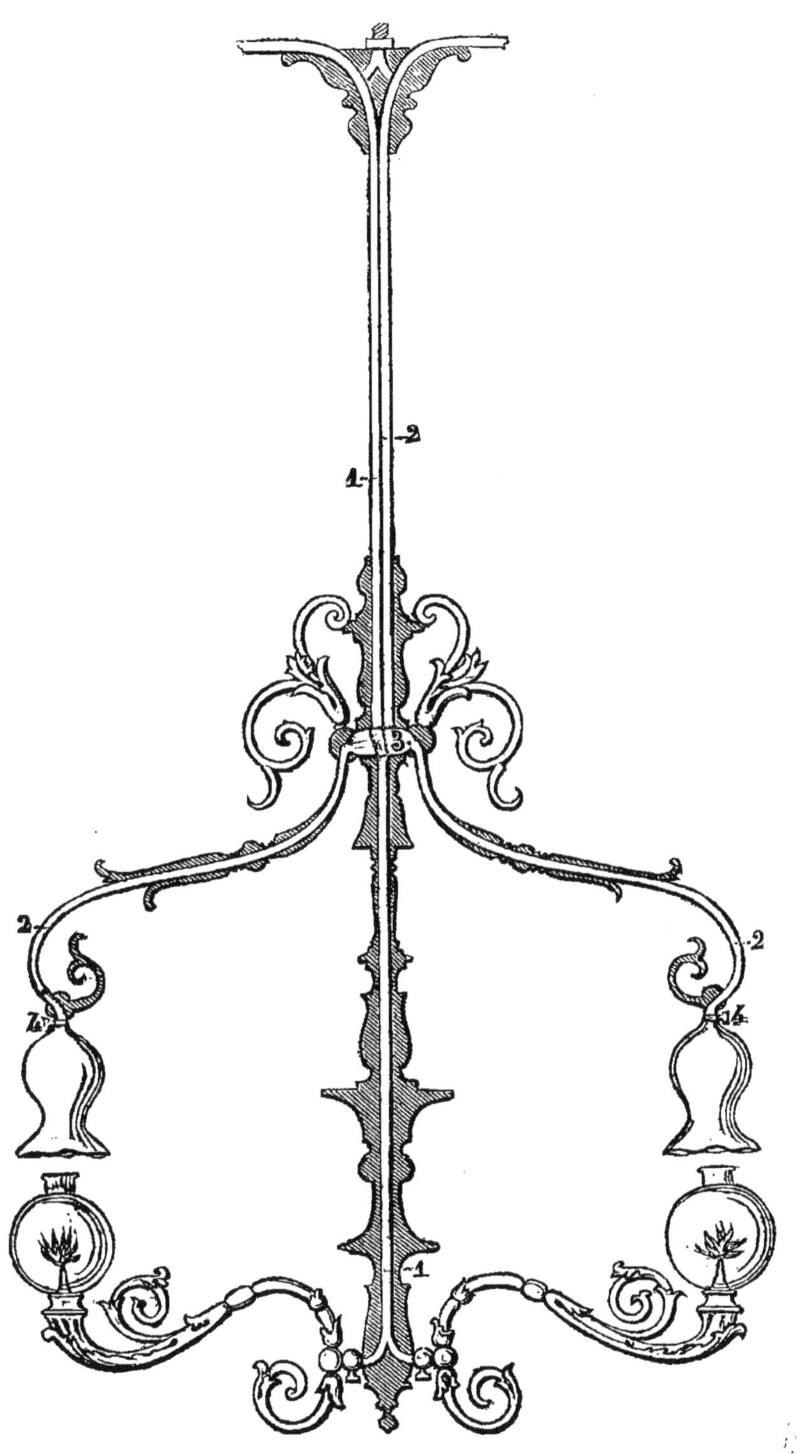
2
1
3
2
2
4
4
1

Fig. 2. 1—1. Tube conducteur du gaz. — 2—2—2. Les deux tubes conducteurs des produits de la combustion faisant suite aux clochettes d'aspiration et réunis en haut en un tube unique. — 3. Cavité à laquelle aboutissent les deux tubes latéraux qui apportent les produits de la combustion, lesquels s'échappent ensuite à l'extérieur par un tube unique. — 4—4. Clefs pour fermer à volonté les tubes conducteurs.

Paris. — Imprimerie d'Emile Allard, rue d'Enghien, 14

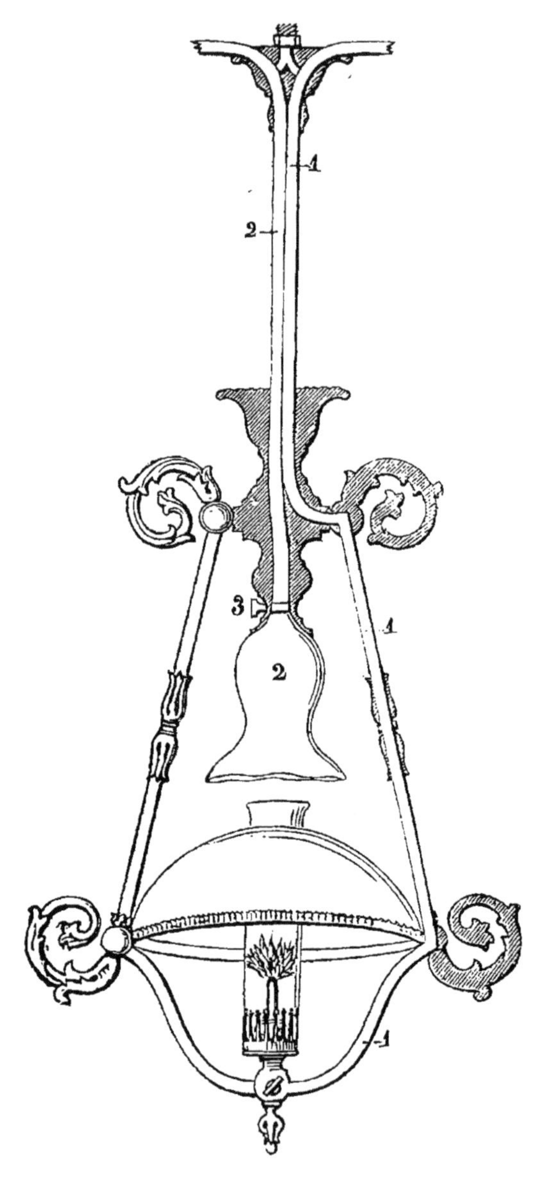

Paris — Typog. d'Emile Allard, rue d'Enghien, 14

www.ingramcontent.com/pod-product-compliance
Ingram Content Group UK Ltd.
Pitfield, Milton Keynes, MK11 3LW, UK
UKHW012128240726
13965UKWH00005B/2031

9 782013 043533